AF401545

ÉTUDE

SUR L'HÉMATOCÈLE PÉRI-UTÉRINE

SURVENANT DANS LE COURS OU DANS LA CONVALESCENCE

DE LA FIÈVRE TYPHOÏDE

PAR

Marius GUYOT,

Docteur en médecine de la Faculté de Paris,
Ex-interne des hôpitaux de Lyon,
Lauréat de l'Ecole de medecine de Lyon (1873).-

PARIS

A. PARENT, IMPRIMEUR DE LA FACULTÉ DE MEDECINE

31, RUE MONSIEUR-LE-PRINCE, 31

—

1879

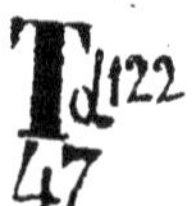

ÉTUDE

SUR L'HÉMATOCÈLE PÉRI-UTÉRINE

SURVENANT DANS LE COURS OU DANS LA CONVALESCENCE

DE LA FIÈVRE TYPHOÏDE

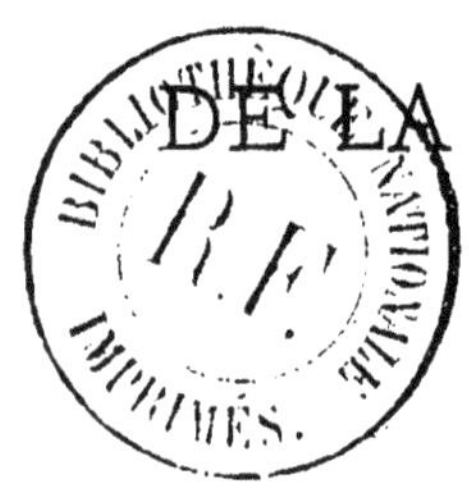

PAR

Marius GUYOT,

Docteur en médecine de la Faculté de Paris,
Ex-interne des hôpitaux de Lyon,
Lauréat de l'Ecole de medecine de Lyon (1873).

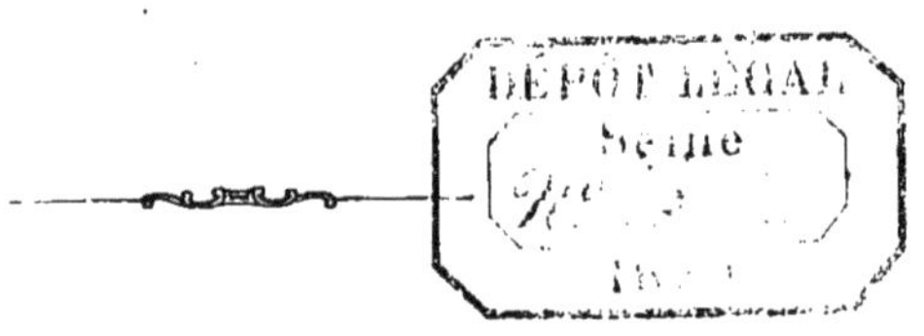

PARIS

A. PARENT, IMPRIMEUR DE LA FACULTÉ DE MEDECINE

31, RUE MONSIEUR-LE-PRINCE, 31

1879

ETUDE

SUR L'HÉMATOCÈLE PÉRI-UTÉRINE

SURVENANT DANS LE COURS OU DANS LA CONVALESCENCE

DE LA FIÈVRE TYPHOÏDE

INTRODUCTION.

Depuis que l'attention des médecins a été appelée sur l'hématocèle péri-utérine, c'ést-à-dire depuis les travaux de Bernutz et ceux de Nélaton, tous les auteurs qui on écrit sur ce sujet, se sont attachés à noter avec le plus grand soin les circonstances dans lesquelles se développe cette affection.

Tous ont noté en première ligne, les efforts musculaires, la période menstruelle, les violences de toute nature exercées sur l'utérus et ses annexes, etc. etc.

Quelques-uns seulement, ont rapporté des faits dans lesquels l'hématocèle avait paru se développer, non pas sous l'influence d'une cause locale, mais sous l'influence de l'état général des malades. C'est ainsi que l'on a signalé l'hématocèle dans le début des pyrexies; Scanzoni et Hélie(de Nantes) dans la rougeole et la scarlatine ; Bouillaud et Laboulbène dans la variole. M. Proust l'a observée dans un cas d'ictère grave, Barlow dans un cas de purpura, Trousseau l'a décrite dans la chlorose et dans l'anémie (Gazette des hôpitaux 1858) ; et dans sa clinique sur l'hématocèle intra-pelvienne, la première observation qu'il cite est celle d'une jeune fille de 16 ans qui, au dix-neuvième jour de sa fièvre typhoïde, mourut d'une hématocèle que l'on put constater à l'autopsie.

Mais nulle part, et dans aucun auteur on ne trouve mentionné d'une manière positive que l'hématocèle puisse survenir dans le cours ou dans la convalescence de la fièvre typhoïde.

Cependant, dans le cours de notre internat dans les hôpitaux de Lyon, nous avons eu l'occasion de voir avec M. Gignoux notre maître, une malade chez laquelle une hématocèle était survenue au début de la convalescence d'une dothiénentérie.

Ce cas, le premier et le seul que nous ayons jamais observé, était le quatrième qui se présentait à l'observation de M. Gignoux depuis le début de sa pratique dans les hôpitaux.

Ces quatre faits bien observés nous parurent suffisants pour démontrer qu'il y avait entre l'hématocèle et la fièvre typhoïde dans une période plus ou moins avancée, et surtout au début de sa convalescence, un rapport plus étroit que celui de simple coïncidence.

Le but de notre travail sera de mettre ce fait en lumière,

en prouvant son exactitude, et en montrant que son igno-
rance peut quelquefois égarer le diagnostic du médecin.
Nous rapporterons à l'appui de cette dernière opinion,
quatre observations publiées sous le titre de cas de guérison de perforation intestinale, et qui nous semblent n'être
que des hématocèles péri-utérines méconnues.

Mais avant d'entrer en matière, qu'il nous soit permis de
remercier publiquement M. le Dr L. Gignoux, médecin
des hôpitaux de Lyon, pour les conseils et les leçons qu'il
nous a donnés. Son érudition et sa complaisance ne nous
ont jamais fait défaut. C'est à lui que revient l'idée de ce
travail, et c'est à lui que nous devons les observations sur
lesquelles s'appuient nos conclusions.

Nous prions également nos collègues et amis MM. Pan-
gon, Auquier, Tédenat d'agréer nos remercîments pour le
bienveillant concours qu'ils nous ont prêté dans nos recherches.

Notre travail se divisera en deux parties :

Dans la première nous publierons avec détail nos observations personnelles ; nous ferons suivre ces observations
d'une discussion générale où nous les résumerons en faisant ressortir les points importants.

Dans la seconde, nous rapporterons les observations de
perforations intestinales guéries, que nous avons recueillies
dans les auteurs. Nous les reproduirons *in extenso*, et après
avoir montré les points de ressemblance qu'elles présentent
avec nos observations d'hématocèle, nous exposerons nos
conclusions.

PREMIÉRE PARTIE

Avant de commencer l'exposition des faits cliniques, qui font l'objet de notre travail, nous aurions voulu consacrer un chapitre spécial à l'historique de la question. Mais, bien que les travaux sur l'hématocèle péri-utérine, aient paru en grand nombre depuis quelques années, nous devons dire, que le point de vue auquel nous nous plaçons, n'a pas été traité.

Il nous a suffi de citer, comme nous l'avons fait dans notre introduction, quelles ont été les maladies (rougeole, scarlatine, variole, purpura, ictère grave), dans lesquelles on a noté l'hématocèle. Et nous aurons tout dit, lorsque nous aurons ajouté qu'en 1858 et en 1865, furent présentées à la Société anatomique, deux observations d'hématocèle, survenue à une époque avancée de la fièvre typhoïde, observations suivies d'autopsie, que nous reproduirons plus loin.

Obs. I. — Communiquée par le docteur L. Gignoux.

Catherine S..., 40 ans, contracte la fièvre typhoïde le 30 juillet 1871. Au huitième jour, les symptômes sont nettement accusés. L'abdomen est fortement météorisé ; éruption confluente de taches rosées ; langue sèche, pouls variant de 110 à 120. La température axillaire oscille aux environs de 40 degrés.

Les jours suivants, survient un délire d'abord nocturne, puis, à peu près continuel ; diarrhée persistante. Cet état dure quatre semaines, pendant lesquelles la malade, profondément abattue, ne peut prendre aucune nourriture, les moindres aliments étant vomis.

La cinquième semaine, le délire commence à cesser par moments. La température baisse, le pouls est toujours fréquent et très-faible.

Au bout de six semaines, la température axillaire est revenue à son degré normal. Le pouls est toujours faible et fréquent, la malade commence à prendre quelques aliments, les selles deviennent normales.

Le 15 septembre, la malade était levée depuis le matin, lorsque tout à coup, vers le milieu du jour, elle ressentit une violente douleur dans l'abdomen et prit une syncope.

Le soir, elle était d'une pâleur extrême, les lèvres complétement décolorées, le pouls presque imperceptible, la peau froide. Bien que complétement étendue dans son lit elle avait encore de temps en temps des menaces de syncope.

Le ventre était augmenté de volume, extrêmement douloureux à la pression. Cependant, en pratiquant la percussion avec précaution, on peut se convaincre que toute la partie inférieure de l'abdomen, depuis le pubis jusqu'à une ligne horizontale passant à 3 ou 4 travers de doigt de l'ombilic, présentait une matité absolue, et formait une tumeur molle et fluctuante. Par le moyen du cathétérisme vésical, on s'assura que cette tumeur n'avait rien de commun avec la vessie. Il y avait en même temps, un léger écoulement menstruel.

On songea alors à une hématocèle péri-utérine, et le 18 septembre, M. Gignoux s'adjoignit le docteur Laroyenne, chirurgien-major de la Charité, pour soumettre la malade à un examen approfondi.

Le toucher vaginal, très-douloureux à cause de la persistance de l'hymen, permet cependant d'arriver au cul-de-sac postérieur qui se trouve effacé et remplacé par une tumeur molle et fluctuante. La fluctuation est surtout sensible lorsque, à l'aide de l'autre main, on presse sur l'hypogastre. Le col utérin est refoulé en avant et en haut derrière la symphyse, fait qui peut expliquer la difficulté d'uriner dont se plaint la malade.

Le ventre fut couvert de vésicatoires volants, placés successivement ; la malade put continuer à se nourrir, aucun vomissement n'étant survenu (chose insolite), ni au début de l'accident ni les jours suivants.

Les douleurs diminuent peu à peu, et le 30 septembre, la malade était déjà assez bien pour pouvoir se lever de nouveau, tout en conservant sa tumeur abdominale.

Le 4 octobre, surviennent brusquement de nouvelles douleurs. Etat syncopal, le ventre a encore augmenté de volume ; la matité et la tumeur atteignent l'ombilic. L'état est plus grave que la première fois.

Traitement : Décubitus dorsal, repos absolu, glace sur le ventre. amélioration graduelle, vésicatoires, teinture d'iode.

Le 20 octobre, la tumeur a diminué ; elle est plus dure ; son niveau supérieur est à 5 travers de doigt au-dessous de l'ombilic, la malade commence à marcher.

Le 25 novembre, elle peut sortir, la tumeur est plus dure encore.

Enfin, revue un an après, en août 1872, cette femme n'éprouve plus aucun malaise. Les règles sont revenues depuis quelques mois.

La malade conserve dans le bas-ventre une tumeur dure complétement mate, de la grosseur d'une tête de fœtus à terme.

Obs. II. — Communiquée par M. Gignoux.

Victorine M..., 21 ans, entre à l'Hôtel-Dieu, salle Saint-Maurice, n° 12, le 5 mai 1871.

Fièvre typhoïde manifestement caractérisée, à forme très-grave. Du sixième au vingt-cinquième jour le délire est continuel ; la température rectale est à 40° le matin, au-dessus de 40° le soir, et cela pendant 15 jours consécutifs. Le ventre est météorisé, couvert de taches rosées, mais pas de sensibilité extraordinaire ; diarrhée. Les premiers jours de juin, la fièvre commence à diminuer, la malade mange des potages, le délire a complétement cessé. Au trente-cinquième jour environ de la fièvre typhoïde (les jours du début n'ont pas été bien précisés), la malade ne s'était pas levée encore, mais toutes ses fonctions revenaient peu à peu à leur état normal.

Le 11 juin, à la visite du matin, on trouve la malade dans un état excessivement grave. Le facies grippé, les lèvres cyanosées, le pouls filiforme presque imperceptible à 140 ; extrémités froides ; vomissements bilieux, incessants. L'abdomen est énormément ballonné et tellement douloureux à la pression, qu'on ne peut pas pratiquer la percussion. Respiration haletante, figure anxieuse, la malade peut à peine donner les renseignements qu'on lui demande. La sœur qui l'a veillée pendant la nuit, raconte que cet état est survenu brusquement au milieu de la nuit et qu'à tout moment on croyait voir la malade expirer.

Mes collègues, les docteurs Vinay et Colrat, médecins des hôpitaux de Lyon, qui ont bien voulu venir la voir, n'ont pas hésité un instant à admettre une perforation intestinale et à porter un pronostic fatal.

Le ventre fut préservé du poids des couvertures, on n'y fit aucune application. On donna à la malade de la glace en fragment et de l'opium à hautes doses (1 centigr. toutes les demi-heures, sauf en cas de sommeil). Notre étonnement fut grand, le lendemain à la visite, de la trouver non-seulement vivante, mais encore un peu mieux que la veille. Les vomissements avaient diminué de fréquence, les douleurs étaient bien moins vives ; la malade avait eu quelques instants de sommeil, la figure était moins anxieuse. On diminua les doses d'opium et l'on continua la glace avec addition de boissons acidulées.

L'état alla en s'améliorant les jours suivants ; le météorisme diminua un peu, un léger écoulement sanguin eut lieu par la vulve.

Le 18 juin, la diminution des douleurs abdominales permit de constater par la percussion une matité absolue qui occupait toute la partie inférieure de l'abdomen, du pubis jusqu'à deux travers de doigt au-dessous de l'ombilic.

Enfin, le 20 juin, le toucher vaginal nous fit reconnaître à mes deux collègues et à moi les signes caractéristiques de l'hématocèle. On sentait dans le cul-de-sac postérieur une tumeur molle, fluctuante, à peu près indolente, du volume d'un petit œuf de poule. Le col utérin est normal ; les lèvres présentent leur état de mollesse habituel. Seulement, il a subi un mouvement de déplacement en avant, et on le trouve immédiatement derrière le pubis.

Un mois après, la tumeur avait notablement diminué de volume et acquérait de jour en jour plus de consistance. Les règles n'étaient pas revenues.

Le 28 juillet, la malade sortit de l'hôpital; elle était parfaitement guérie, et ne présentait plus qu'un peu de pesanteur dans le bas-ventre.

Elle n'a pas été revue depuis cette époque.

Obs. III. — Communiquée par M. L. Gignoux.

Fanny T..., 29 ans, domestique, eut au mois de mars 1872, une fièvre typhoïde contractée à Perreux (Loire), dans une épidémie qui emporta deux de ses sœurs. Elle fut elle-même très-malade, resta plusieurs semaines dans le délire, et au moment où elle commençait à aller mieux, elle fut obligée de s'aliter de nouveau souffrant énormément d'une douleur dans le ventre, survenue brusquement. Le Dr Talichet, qui l'avait soignée pendant sa fièvre typhoïde, constata à ce moment dans le bas-ventre et un peu à droite, une tumeur qui a toujours persisté depuis cette époque.

Cette tumeur qui avait fini par devenir très-dure, était aussi facilement appréciable à la malade qu'elle l'était au medecin, mais elle occasionnait peu de malaise et au bout de deux mois environ, la guérison paraissait complète : les règles étaient normales, les fonctions digestives s'accomplissaient bien, et la malade avait repris ses occupations. L'avenir devait montrer que cette tumeur était une hématocèle.

En effet, deux ans après, à la suite de grandes fatigues prolongées pendant plus de trois semaines, elle ressentit de nouveau dans le bas-ventre des douleurs progressives qui la forcèrent à entrer à l'Hôtel-Dieu de Lyon, le 27 avril 1874, salle Saint-Maurice, n° 2.

Elle était alors dans l'état suivant : Facies grippé, pouls petit, serré, 120 pulsations à la minute. Ventre ballonné, douloureux dans toute son étendue, mais surtout à droite où l'on trouve une tumeur dure, mate, du volume de deux poings environ, occupant la partié inférieure de l'abdomen et se terminant à droite vers le milieu de l'arcade crurale, et s'étendant à 3 ou 4 centimètres en dehors de la ligne blanche. Constipation depuis quatre jours, vomissements incoercibles. Par le toucher, on constate dans le cul-de-sac postérieur un peu à droite, une tumeur qui se continue manifestement avec la tumeur abdominale. Mais, tandis que du côté de l'abdomen elle présentait une grande dureté, du côté du vagin elle était molle, fluctuante, de sorte que l'on pouvait se demander, si une intervention chirurgicale n'était pas indiquée.

M. Laroyenne, qui fut appelé à voir la malade ne trouva pas la fluctuation assez évidente pour intervenir, mais il ne mit pas en doute l'existence de l'hématocèle. On appliqua sur la tumeur un large vésicatoire autour duquel on fit des frictions. De la glace d'abord, puis le lendemain du calomel, amenèrent la cessation des vomissements.

L'état s'améliora un peu dans les premiers jours du mois de mai, et l'on espérait voir guérir la malade. Mais la tumeur restait toujours douloureuse, et les symptômes de péritonite reparaissaient souvent.

Enfin, dans les derniers jours du mois, les vomissements reparurent et la tumeur devint plus douloureuse encore, de telle sorte que la malade ne tarda pas à tomber dans un marasme profond, augmentant de jour en jour. Le 7 juin elle mourut, deux mois et demi environ après le début des accidents.

La tumeur ne s'était pas modifiée, ni du côté de l'abdomen, ni du côté du vagin, si ce n'est qu'ici elle était devenue un peu plus dure, et ne présentait plus cette fausse fluctuation du début.

L'autopsie ne put malheureusement pas être faite, les règlements de l'Hôtel-Dieu de Lyon, à cette époque, s'opposant formellement à ce que l'on fît l'autopsie des corps réclamés par les familles.

Obs. IV que nous avons recueillie avec M. Gignoux.

Mme R. D..., fleuriste, rue Saint-Côme, 3, âgée de 40 ans, contracta la fièvre typhoïde vers la fin de 1875.

La maladie suivit son cours régulier; on ne nota rien de particulier, si ce n'est que la température resta longtemps très-élevée (40° dans l'aisselle), ne présentant le matin qu'une faible rémission. Diarrhée modérée, pas de délire.

Vers le vingt-cinquième jour environ, le 21 décembre, la malade ressentit tout à coup une violente douleur dans le ventre. Quelques instants après l'apparition de cette douleur, en explorant l'abdomen, qui avait jusque-là toujours été trouvé souple, insensible, sonore, on constata une tumeur demi-molle, occupant la partie inférieure de l'abdomen. Elle remontait à quatre travers de doigt au-dessous de l'ombilic, s'étendant à droite jusque dans la fosse iliaque, mais à gauche ne dépassant la ligne médiane que de trois à quatre centimètres. Tumeur mate dans toute son étendue, un peu douloureuse à la pression. Le pouls est petit, filiforme, cent trente pulsations à la minute. La fièvre, qui était tombée complètement, a reparu, mais légère.

Le 22 décembre, M. Laroyenne voit en consultation cette malade. Après avoir, par la palpation et la percussion, constaté la tumeur de l'abdomen, il complète son examen par le toucher vaginal et le toucher rectal, et obtient les résultats suivants : le col utérin normal est un peu déjeté en avant; il est en contact en arrière avec une tumeur molle, fluctuante, un peu douloureuse. Cette tumeur, à gauche, est bien limitée au cul-de-sac postérieur, mais, à droite, elle s'avance un peu sur le côté du col qu'elle entoure à moitié. Dans le rectum, on constate, à cinq ou six centimètres au-dessus de l'anus, une tumeur molle et fluctuante comme celle du vagin, et faisant dans le vagin une saillie notable. En présence de ces signes, M. Laroyenne n'hésite pas à diagnostiquer une hématocèle péri-utérine. — Prescription : opium, vésicatoires volants, laxatifs.

12 janvier 1876. — L'état de la malade est toujours le même.

Le 14. Sans cause appréciable, apparition subite de crises d'éclampsie revenant toutes les demi-heures, et dans l'intervalle desquelles la malade est plongée dans le coma. — Traitement : inhalation de chloroforme.

Au bout de vingt-quatre heures, les convulsions cessèrent, la malade revint peu à peu à elle, sans savoir ce qui s'était passé, se rappelant cependant que sa tumeur avait été plus douloureuse les jours précédents.

Les mois de janvier et février se passèrent au lit. La malade étant toujours très-faible, très-pâle, mangeant très-peu, la tumeur restant sans aucune modification.

Au mois de mars 1876, elle commença à se lever dans un fauteuil.

L'année 1876, et une grande partie de 1877, s'écoulèrent sans qu'on ait pu noter autre chose qu'une amélioration d'une lenteur extrême.

Le 15 décembre 1877, la malade avait repris, depuis quelque temps, ses occupations habituelles, quand, après un travail un peu plus pénible que d'ordinaire, elle ressentit de nouveau une violente douleur dans le ventre. La tumeur n'était pas plus dure, mais beaucoup plus douloureuse; pouls petit, cent cinquante pulsations à la minute, température 40°. Quelques vomissements bilieux, frisson léger.

Le 16. Même état.

Le 17. Les symptômes de péritonite se confirment de plus en plus. Ventre excessivement douloureux, vomissements, constipation.

Le 25. L'état de la malade semblait s'être amendé un peu, quand la malade prit un violent frisson suivi d'une fièvre intense (40° 6). Cette fièvre continua les jours suivants avec quelques rémissions le matin. Le toucher vaginal n'apprit rien de nouveau sur la tumeur, le toucher rectal la faisait sentir très-proéminente dans le rectum, ce qui donna l'explication de la gêne dans la défécation dont se plaignait la malade. Pas de fluctuation.

Le 12 décembre (il n'y avait eu aucun changement jusqu'à ce jour), dans des efforts de défécation que fit la malade, il s'écoula par le rectum une énorme quantité de pus mélangé de sang noir (250 gr. environ) en caillots. — Pendant quinze jours, il s'est écoulé de la même façon un demi-verre de pus par jour, quelquefois pur, quelquefois mélangé de sang et de déjections instestinales.

Le 4 janvier 1878 éclatèrent tout à coup de violents symptômes de cystite : douleur à l'hypogastre, envie fréquente d'uriner, ténesme vésical. En même temps, émission d'une grande quantité d'urine contenant du sang et du pus. Cet état dura quinze jours environ, avec fréquentes envies d'uriner, après quoi les urines redevinrent à peu près limpides.

Le 28 janvier, il n'y avait plus d'écoulement de pus ni par le rectum, ni par la vessie. La tumeur cependant n'avait pas beaucoup diminué de volume, mais elle n'était pas douloureuse.

A partir de ce jour, on ne nota rien d'aigu, mais la guérison néanmoins n'arrivait pas. De jour en jour la malade maigrissait, perdait ses forces. Tous les soirs revenait périodiquement un accès fébrile, se prolongeant dans la nuit. Enfin, le 14 mai 1878, elle finit par succomber dans un état de marasme profond.

Comme elle mourut dans sa famille, l'autopsie ne put être faite.

Les quatre observations que nous venons de reproduire ont été recueillies en l'espace de cinq ans. Bien qu'aucune d'elles ne soit suivie d'autopsie, elles nous ont paru suffisamment importantes, pour que nous ayons eu l'idée d'en faire le sujet de notre thèse inaugurale.

Nous ne pensons pas en effet que l'on puisse invoquer la simple coïncidence pour expliquer l'apparition de l'hématocèle chez nos quatre malades. Mais nous croyons bien plutôt qu'il y a eu entre la fièvre typhoïde et le développement de l'hématocèle une certaine relation de cause à effet.

Pour établir et justifier notre opinion, et tâcher de la faire partager par nos juges et nos lecteurs, nous croyons utile de reprendre ces observations dans une étude générale. Nous nous efforcerons surtout de prouver l'exactitude des faits que nous avançons, c'est-à-dire, l'exactitude des diagnostics, fièvre typhoïde et hématocèle ; nous indiquerons en même temps les particularités qu' ont présentées ces deux affections chez nos malades ; puis nous essaierons d'établir le véritable rapport existant entre elles.

Afin de rendre plus clair cet exposé, nous l'avons divisé en trois paragraphes. Dans le premier nous parlerons de la fièvre typhoïde, dans le second nous traiterons de l'hématocèle, et le troisième enfin sera consacré à la pathogénie de l'hématocèle survenant dans le cours de la fièvre typhoïde.

§ I. — FIÈVRE TYPHOÏDE.

Lorsque chez un adulte on constate une température de 39 degrés et plus, qui se continue plus de vingt-cinq jours ; lorsque en même temps on observe, du météorisme abdominal, des taches rosées sur les parois du ventre, de la diarrhée, de la prostration, on peut affirmer que l'on se trouve en présence d'une fièvre typhoïde. Car si le diagnostic de cette maladie peut quelquefois être difficile au début et après un seul examen, l'évolution ultérieure et une observation de chaque jour ne tardent pas à faire disparaître tous les doutes.

Aussi ne croyons-nous pas que l'on puisse contester la fièvre typhoïde chez nos malades, et sans insister davanage sur ce point, allons-nous examiner ce que la marche de la maladie a présenté de particulier dans ces cas.

Nos malades étaient des femmes âgées de 20 à 40 ans, c'est-à-dire à cette période de la vie où l'activité utérine est à son maximum. La marche de la maladie n'a pas cessé d'être régulière, bien que dans des formes graves. Les symptômes abdominaux n'ont pas été plus intenses qu'ils le sont d'ordinaire. Seulement il est à remarquer que chez toutes, la température est restée longtemps élevée.

Le traitement a consisté en bouillon, boissons vineuses, lavements émollients ; mais dans aucun cas, le traitemen par la méthode de Brand n'a été appliqué.

Jusqu'au début de la convalescence, on n'a aucun accident à signaler ; et c'est à ce moment qu'apparaissent les symptômes de l'hématocèle. Dans la première observation c'était au quarante-cinquième jour, dans la deuxième, c'était au trente-cinquième ; dans la quatrième du vingt-cinquième au trente-cinquième. Quant à la malade qui fait le sujet de la troisième observation, il nous est impossible de dire d'une façon précise, à quelle époque apparut son hématocèle, car elle n'était pas à l'hôpital lorsqu'elle eut sa fièvre typhoïde.

En résumé, les points importants à noter dans ces observations sont les suivants :

1° Nous avons eu affaire à des fièvres typhoïdes graves, mais à marche régulière chez des femmes de 20 à 40 ans.

2° C'est lorsque les malades commençaient à entrer en convalescence, que sont apparus les symptômes d'hématocèle, sans que rien ait pu faire prévoir un pareil accident.

§ II. — HÉMATOCÈLE.

Nous venons de voir, que chez celles de nos malades que nous avons pu observer avec une rigueur suffisante, c'est du 25 au 45ᵉ jour, que se sont montrés les premiers signes de l'hématocèle. Il est très-probable, que chez celles que nous n'avons pu suivre directement, les choses se sont passées de la même façon.

Nous ignorons quel était le tempérament de ces malades, et si elles avaient montré antérieurement des prédis-
positions aux hémorrhagies ; mais ce que l'on peut affirmer, c'est que lorsque survint l'hématocèle, elles étaient
toutes par le fait de leur fièvre typhoïde dans un profond
état de faiblesse.

Un autre point a été omis, dans ces observations, et il
eût été intéressant de le noter ; ces malades n'étaient-elles
point à l'époque du retour de leurs règles ? Quoi qu'il en
soit les symptômes qui se montrèrent alors, furent ceux
d'une péritonite suraiguë : ventre extrêmement douloureux,
météorisé, fièvre vive, pouls imperceptible, prostration
extrême, vomissements bilieux plus ou moins abondants,
tendance aux syncopes, faciès altéré.

Dans les deux premiers cas, ces symptômes coïncidaient
avec un léger écoulement sanguin par la vulve.

Malgré cela, on a vu que dans notre deuxième observation, l'erreur fut complète au début, et que les trois médecins qui virent la malade à ce moment n'hésitèrent pas à
diagnostiquer une perforation intestinale.

Ceci nous permet de supposer, que si nos malades (obs.
I et II), n'avaient été soumises qu'à un examen superficiel,
on aurait pu méconnaître complétement l'hématocèle péri-
utérine, et croire à une péritonite simple, ou plutôt à une
péritonite avec perforation intestinale. Et de même que
dans le rhumatisme articulaire aigu, la péricardite veut
être cherchée sous peine d'échapper souvent, de même l'on
peut dire aussi que dans la convalescence de la fièvre
typhoïde l'hématocèle pourra parfaitement être méconnue,
si on ne la cherche pas spécialement.

Quoi qu'il en soit, et quel qu'ait été le mode d'apparition
de l'hématocèle chez nos malades, aussitôt que l'on put

Guyot.   2

pratiquer l'exploration de l'abdomen et faire le toucher vaginal, on constata des signes qui ne permirent plus de douter.

Dans l'abdomen on sentait une tumeur plus ou moins dure survenue brusquement. Cette tumeur située au-dessus du pubis remontait près de l'ombilic, et sur les côtés elle s'étendait jusque dans les fosses iliaques, mais généralement plus d'un côté que de l'autre. Par le toucher vaginal, on sentait dans le cul-de-sac postérieur, une tumeur molle, fluctuante, déplaçant en avant le col de l'utérus normal.

En outre, dans notre quatrième observation, nous avons vu que **deux ans** après le début de l'hématocèle survinrent des accidents inflammatoires, qui en amenant la suppuration et l'ouverture de l'hématocèle dans la vessie et le rectum, avec issue de pus mélangé de sang noir en caillots, sont venus confirmer le diagnostic d'une manière indiscutable.

Aussi malgré l'absence d'autopsie, ne craignons-nous pas d'affirmer que ces quatre malades ont eu réellement des hématocèles. Et d'ailleurs, si nous avions quelques doutes, ils seraient complètement levés par le témoignage du docteur Gignoux notre maître, et de M. le professeur Laroyenne, chargé du cours de gynécologie à la Faculté de médecine de Lyon.

Cet habile chirurgien qui a bien voulu sur notre demande consulter ses notes, nous a affirmé ces temps derniers encore que chez toutes les malades qu'il avait examinées(obs. I, III et IV), le diagnostic hématocèle n'était pas douteux.

Diagnostic. — Toujours très difficile, le diagnostic de l'hématocèle est d'une difficulté bien plus grande encore, lorsque cette affection survient dans la convalescence de la fièvre typhoïde. A cette époque, en effet, le médecin prévenu en quelque sorte s'attend toujours à voir survenir des complications du côté du tube digestif, et peut confondre l'hématocèle avec : 1° la perforation intestinale, 2° la péritonite localisée sans perforation.

Mais il existe, croyons-nous, des signes qui permettent de ne jamais faire cette confusion, et que nous allons essayer d'exposer en quelques mots.

1° *Perforation intestinale*. — La perforation intestinale est une complication malheureusement trop fréquente de la fièvre typhoïde. D'après la statistique d'Hœschl, cité par Griesinger, elle s'observerait dans le rapport approximatif de 4 à 5 pour 100 malades. D'après Murchison la perforation se rencontre 35 fois sur 165 autopsies.

D'après les médecins français, sur 270 autopsies on a rencontré 25 perforations. Ce qui donne une proportion de 9,25 pour 100, Griesinger sur 585 autopsies a trouvé 56 perforations, ce qui donne une proportion de 9,5 pour 100.

Enfin tous les auteurs s'accordent à dire qu'elle est plus fréquente chez les hommes que chez les femmes, et plus rare chez l'enfant que chez l'adulte.

En outre, le plus souvent c'est dans la cinquième, sixième ou septième semaine que se produit la perforation. C'est aussi l'époque à laquelle s'est montrée l'hématocèle chez nos malades. Mais, si dans nos observations nous avons noté les symptômes d'une péritonite aiguë apparue brusquement, avec douleur abdominale intense,

fièvre vive, tendance aux syncopes, altération de la face ;
nous devons faire remarquer que les vomissements peuvent manquer, comme dans notre première observation,
et que cet état si inquiétant, au bout de vingt-quatre
heures, a toujours présenté une amélioration qui n'a fait
que se montrer plus évidente les jours suivants.

De plus, aussitôt que la douleur a permis d'explorer le
ventre, on a reconnu dans la partie inférieure de l'abdo-
mèn une tumeur mâte, et qui molle tout d'abord, ne tar-
dait pas à durcir.

Dans les cas de perforation intestinale au contraire les
symptômes de péritonite, plus aigus peut-être, ne s'amen-
dent jamais aussi promptement ; et si au bout de vingt-
quatre ou quarante-huit heures, le patient n'a pas suc-
combé, son état du moins n'a fait que s'aggraver. « En
outre, le météorisme de l'intestin augmente toujours, et
assez souvent on trouve bientôt une quantité si considérable de gaz dans le péritoine, que la région épigas-
trique se bombe et que la région du foie donne à la percussion un son clair. » (Griesinger, Traité des maladies
infectieuses). Et jamais la percussion ne dénote dans la
partie inférieure de l'abdomen une région mate et occupée
par un épanchement, car il est extrêmement rare que, « un
exsudat dans la cavité du péritoine se laisse reconnaître
par la percussion, parceque le plus souvent le liquide
en quantité moyenne est disséminé, au milieu des anses
intestinales distendues : » (Griesinger loc. cit.)

Enfin, nous ajouterons l'examen de l'utérus par le toucher vaginal, qui ne donnera que des résultats négatifs
dans le cas de perforation, tandis qu'il fera constater dans
le cas d'hématocèle une tumeur molle et fluctuante, entou-
rant plus ou moins le col utérin.

2º *Péritonite non symptomatique d'une perforation intestinale* — Nous ne saurions nous étendre sur ce point sans
nous exposer à répéter ce que nous avons dit dans le para-
graphe précédent. Aussi nous bornerons-nous à rappeler
que si les symptômes de péritonite peuvent, par leur ressemblance avec ceux du début de l'hématocèle, donner
lieu à quelque confusion, l'examen du ventre et de l'utérus
suffira à fixer le diagnostic. Jamais dans aucun cas de
péritonite on ne trouvera dans l'abdomen de tumeur mate
et bien limitée au-dessus du pubis, et jamais on ne trouvera autour du col utérin de tumeur molle et fluctuante.

Ces cas de péritonite sans perforation intestinale, et avec
symptômes très-alarmants , ne sont d'ailleurs pas très-
rares. Le docteur Thirial, dans un mémoire inséré dans
l'Union médicale de 1853, en publie quatre observations
très-probantes, avec autopsie. Le docteur Gauchet, en 1857,
dans le même journal publie également deux observations
analogues. Et à propos de ces faits, ces deux auteurs
n'hésitent pas à dire que l'on n'a jamais vu guérir de perforation intestinale, et que toutes les observations publiées
sous ce titre ne sont que des péritonites sans perforation.

Nous devrions peut-être exposer encore le diagnostic
différentiel de l'hématocèle et de la pelvi péritonite, et des
autres tumeurs du bassin pouvant donner lieu à quelque
confusion, mais ce serait sortir de notre sujet, car notre
but véritable est d'étudier l'hématocèle dans la fièvre
typhoïde seulement.

Pronostic. — Sur nos quatre malades, deux ont guéri de
leur hématocèle assez rapidement et sans entraves. Mais
il n'en a pas été de même des deux autres.

La troisième est morte dans le marasme trois mois après l'apparition des accidents inflammatoires, survenus eux-mêmes deux ans après le début de l'hématocèle. Et la quatrième également, après avoir présenté de nombreuses alternatives d'amélioration et d'aggravation est morte au bout de deux ans et demi dans un profond épuisement, et avec tous les accidents de la fièvre hectique.

D'après nos observations, le pronostic de l'hématocèle survenant dans la convalescence de la fièvre typhoïde serait donc très-grave. Mais heureusement ce n'est pas sur un nombre aussi restreint que doit se baser un jugement définitif, et il faut attendre de nombreux faits pour avoir le droit de se prononcer. Cependant, il est bien évident que survenant chez des malades profondément affaiblies par une maladie infectieuse, et prédisposées aux suppurations, l'hématocèle dans la convalescence de la fièvre typhoïde, doit présenter une gravité bien plus grande que dans les circonstances ordinaires.

§ III. — PATHOGÉNIE.

A quelle cause est dù le développement de l'hématocèle dans la fièvre typhoïde?

Pour répondre d'une façon catégorique à cette question, il cût évidemment fallu pouvoir s'appuyer sur quelque autopsie, et rechercher le siége exact de la lésion. Or, les circonstances ne nous ont point favorisé sur ce point.

Mais néanmoins, à l'aide des indications fournies par les auteurs, nous allons essayer de donner de ce fait une explication rationnelle et vraisemblable, en examinant l'état du sang, l'état des organes génitaux et l'état général des malades.

1° *Etat du sang*. — L'analyse du sang a démontré que dans la fièvre typhoïde, il existe à peu près constamment des altérations secondaires de ce liquide. Ces altérations, d'après Griésinger, sont les suivantes : 1° un appauvrissement considérable produisant tous les phénomènes de l'anémie et de l'hydrémie ; 2° une altération particulière que l'on retrouve dans le cadavre, dans laquelle le sang est peu coagulé, a la consistance du sirop ou de l'huile avec une coloration violette ; 3° une sorte de décomposition du sang (dissolutio sanguinis), qui est la cause des pétéchies, des sugillations dans la peau et les muscles, qui provoque des épistaxis, des hémorrhagies dans les différents organes. Tel est ce cas rapporté par Ulrich (cité par Griésinger), dans lequel on vit un épanchement sanguin dans le tissu cellulaire de la fosse iliaque, chez un jeune homme de 19 ans. Telle est encore une observation très-intéressante, recueillie par notre collègue et ami J. Julliard, et publiée dans un mémoire lu à la Société de médecine de Lyon en novembre 1878. En voici le résumé :

Hyppolyte C..., àgé de 31 ans, entre à l'Hôtel-Dieu de Lyon, salle Saint-Martin, le 14 juillet, avec une fièvre typhoïde très-grave, dont le début remonte à 12 jours. Température axillaire 40°. Traitement par l'eau froide. Le lendemain, on remarque à la partie latérale droite du cou, dans la région sous-maxillaire, un empâtement douloureux avec rougeur de la peau qui laisse croire à un petit phlegmon circonscrit.

Dix jours après, l'empâtement primitif a fait place à une

rougeur érysipélateuse qui s'étend du bord du maxillaire inférieur à l'acromion. La palpation y révèle une crépitation fine, caractéristique de l'emphysème. M. Fochier ouvre la tumeur avec le thermo-cautère : issue d'une poignée de caillots sanguins, noirâtres, ramollis, exhalant une odeur excessivement fétide. Cinq jours plus tard, le malade meurt avec tous les signes d'un empoisonnement septicémique. L'autopsie montre que cette tumeur, que pendant la vie on avait cru profonde, était sous-cutanée, et que tout s'était passé dans le tissu cellulaire sous-cutané et les fibres du peaucier. Et l'auteur termine en disant : « Il faudra ajouter cette curieuse lésion aux cas de foyers hémorrhagiques que les auteurs avaient déjà signalés dans les adducteurs de la cuisse et les muscles des parois abdominales, surtout les muscles droits. »

Enfin, dit encore Griésinger, à propos des hémorrhagies intestinales : « Ces hémorrhagies, à la quatrième semaine et même près de la convalescence, peuvent être une manifestation partielle d'une disposition hémorrhagique générale. » (1)

2° *Etat des organes génitaux.* — Tous les auteurs ont noté au début de la fièvre typhoïde chez la femme, un état congestif des organes génitaux provoquant souvent l'écoulement menstruel, ou de véritables hémorrahagies (épistaxis utérines) ou bien encore l'avortement chez les femmes enceintes. Mais on n'a jamais signalé l'altération de ces organes dans une période avancée de la fièvre typhoïde. Cependant l'on peut croire que les organes génitaux ont

(1) Griesinger. Loc. cit., p. 248.

subi soit par le fait d'une température élevée longtemps
maintenue, soit à cause du caractère infectieux de la dothiénentérie, des troubles de nutrition qui les prédisposent
à devenir le siége d'hémorrhagies. L'état congestif du début, ne serait peut-être pas complétement étranger à ces
altérations secondaires.

En outre, s'il existe un kyste hématique de l'ovaire, la
dothiénentérie peut fort bien causer la rupture de ce kyste,
d'où production d'une hématocèle. L'observation sui-
vante (1), présentée par M. Anger à la Société anatomique,
nous montre ce phénomène en voie d'accomplissement.
Nous la reproduisons textuellement.

M. (Marie), blanchisseuse, âgée de 33 ans, entra à l'hôpital Baujon dans la nuit du 10 juin. Le 11 au matin, nous la trouvâmes
dans l'état le plus grave. Décubitus dorsal, altération profonde
des traits, bouche béante, dents fuligineuses, yeux excavés et vi-
treux, respiration anxieuse et stertoreuse, pouls très-petit et
extrêmement fréquent, coma absolu, adynamie profonde, tels
étaient les principaux symptômes extérieurs. A l'auscultation de
la poitrine, nombreux râles sibilants et ronflants. Ventre plat, non
ballonné, sans tache. On nous dit vaguement qu'elle était malade
depuis une dizaine de jours.

Cet état typhoïde si prononcé, l'agonie commençante rendant
inutile toute médication, on se contenta de prescrire du vin que la
malade ne pouvait même plus avaler. La mort arriva vingt heures
après son entrée.

Autopsie, trente heures après la mort.

Poumons congestionnés. Rien de nouveau dans le foie, le
cœur, la rate et les reins. Intestin rétracté. Péritonite récente du
petit bassin, caractérisée par la rougeur et le dépolissement de la
surface péritonéale, par l'adhérence de quelques anses intesti-

(1) Bulletin de la Société anatomique, 1865, p. 364.

nales, dont l'une est soudée à la vessie dans l'étendue d'une pièce de 1 fr. Une légère traction suffit pour rompre l'adhérence et produire une perforation. L'urine s'écoule dans le petit bassin. Cette adhérence existait au niveau d'une plaque de Peyer, mais la muqueuse vésicale avait subi une large perte de substance, et il était évident que l'adhérence intestinale était due autant à une ulcération primitive de la vessie qu'à celle de l'intestin.

Phlegmon des deux ligaments larges. A gauche surtout, l'ovaire, l'oviducte et le ligament ne formaient plus qu'une masse épaisse, résistante, rougeâtre. En dehors de l'ovaire existe un foyer purulent de la grosseur d'une noix, communiquant avec le rectum perforé. Sur l'ovaire même existe une tumeur molle fluctuante, faisant corps avec l'organe et formée par du sang liquide. Les parois de la poche sont si amincies qu'elle se fût vraisemblablement rompue si la femme eût vécu. Des adhérences inflammatoires appliquent intimement la trompe sur l'ovaire. Outre les lésions qu'on pourrait appeler consécutives, on trouve dans l'intestin toutes les lésions caractéristiques de la fièvre typhoïde.

Toutes les plaques de Peyer de la moitié inférieure de l'intestin grêle sont ulcérées. Les ulcérations sont profondes, à bords taillés à pic, à fond grisâtre gangréneux, sans trace de réparation. L'S iliaque et le rectum sont également le siége de nombreuses ulcérations, petites, solitaires, siégeant à la place des follicules isolés. A l'union de l'S iliaque et du rectum, existe même une perforation qui a été l'origine de la péritonite du petit bassin, et la cause de l'abcès que nous avons décrit dans l'épaisseur du ligament large.

Nous ferons ressortir trois points dans cette observation : 1° l'ulcération de la vessie signalée, mais assez rare dans le cours de la fièvre typhoïde ; 2° l'abcès du ligament large et l'abcès du petit bassin, dus, l'un et l'autre, à la perforation du rectum ; 3° le kyste sanguin de l'ovaire, constituant réellement une hématocèle dont l'origine est ici une vésicale de Graaf. Nul doute que le kyste ne se fût rompu si la femme eût vécu.

Quant à nous, ce que nous voyons de plus important à noter dans le compte-rendu decette autopsie, c'est l'amin-

cissement de cette poche kystique qui était sur le point de
se rompre dans le péritoine. Nul doute que cet amincisse-
ment était dû à la dothiénentérie elle-même. Un autre point
mérite également d'appeler l'attention, c'est ce phlegmon
des ligaments larges, qui montre combien est marqué parfois le retentissement de la fièvre typhoïde sur les organes
génitaux internes de la femme.

Bien que l'épanchement sanguin dans le péritoine ne se
fût pas effectué dans ce cas, nous n'hésitons pas à faire
rentrer cette observation dans le nombre des observations
d'hématocèles survenant dans le cours de la fièvre typhoïde.

Un autre exemple encore qui montre bien l'influence de
la dothiénentérie sur la rupture des kystes hématiques,
c'est celui que rapporte Trousseau dans ses cliniques de
l'Hôtel-Dieu de Paris, et que nous croyons intéressant de
reproduire.

Salle Saint-Bernard est entrée une jeune fille âgée de **16 ans**,
elle n'a été réglée qu'une seule fois il y a 2 mois et demi, alors
qu'elle était en province.

Venue à Paris il y a deux mois pour y être domestique, elle
s'était fatiguée et avait éprouvé de grands chagrins. Le 7 novembre,
jour de son admission, elle présentait les symptômes d'une fièvre
continue. Deux jour plus tard, il n'y avait plus de doute possible
sur la nature de la maladie fébrile : langue sèche, fuliginosité des
dents, diarrhée, taches rosées lenticulaires, douleurs de ventre,
surtout dans la fosse iliaquè droite. Pouls fréquent, somnolence
subdélirium, râles muqueux dans la poitrine.

Vers la fin du second septénaire, mieux apparent, mais de courte
durée ; bientôt, adynamie profonde, et le jeudi 21 novembre, c'est-
à-dire le 18º ou 1º jour à partir du début probable de la maladie,
cette jeuné fille succomba.

A l'autopsie, on constate un épanchement de sérosité rougeâtre dans la cavité du ǀpetit bassin, sans caillots sanguins. On trouve une tumeur de la grosseur d'un œuf de poule au milieu du liquide épanché. Cette tumeur, qui appartient à l'ovaire droit, n'a contracté aucune adhérence avec les parties ambiantes ; il n'y a point de traces de péritonite. L'épanchement est à peu près de 150 à 200 gr. de sérosité.

L'ovaire et la trompe du côté gauche présentent l'aspect normal ; sur la partie postérieure de cet ovaire, on distingue une petite cicatrice étoilée noirâtre.

Du côté droit, la trompe est libre d'adhérences ; son pavillon est vivement injecté, et, dans la cavité de la trompe, vers son tiers externe, on constate la présence d'une petite quantité de mucus purulent, sanieux de couleur grisâtre. Sur l'ovaire existe une tumeur de la grosseur et la forme d'un œuf ; sa couleur est brune, sa surface lisse et non recouverte de pseudo-membranes. Vers sa partie déclive, cette tumeur présente en saillie un caillot situé dans la cavité de la tumeur. Une ouverture, pratiquée à la partie postérieure de celle-ci, permet d'affirmer qu'on a affaire à un kyste hématique, lequel contenait un très-gros caillot, qui s'était échappé en partie par l'ulcération indiquée. Avant l'ouverture du kyste, on avait remarqué que de la sérosité rouge s'écoulait goutte à goutte par cette même ulcération, incomplétement bouchée par les caillots. L'épanchement intra-péritonéal avait donc eu pour source le kyste hématique ; et cet épanchement n'avait eu lieu très-probablement que dans les dernières heures de la vie, puisqu'il n'y avait point trace de péritonite.

Les parois du kyste étaient formées par la membrane séreuse ovarienne, doublée à son intérieur de plusieurs couches très-minces de fibrine de coloration jaune, qu'il était très-facile de détacher. De plus, le kyste reposait sur l'ovaire, et était en communication directe avec la cavité d'une vésicule de Graaf à parois tomenteuses, siége dó l'apoplexie primitive. Dans le même ovaire, d'autres vésicules présentent de petites apoplexies.

Nous venions donc de surprendre la formation d'une hématocèle rétro-utérine par rupture d'un kyste hématique de l'ovaire.

Ajoutons qu'il n'y avait point de trace de grossesse ovarienne ; nous n'avons découvert aucun vestige d'œuf fécondé dans le kyste qui ne renfermait que de la sérosité, des caillots de sang et des dépôts fibrineux. L'utérus était parfaitement sain, la membrane hymen était intacte.

Quant à l'ulcération de la paroi du kyste hématique, nous croyons qu'elle doit être rattachée à l'état général de la malade.

Enfin, pour compléter cette autopsie, disons que les plaques de Peyer présentaient de larges et profondes ulcérations, dont quelques-unes étaient déjà en voie de réparation.

Dans cet exposé, votre attention a dû être surtout attirée par une lésion anatomique spéciale ; je veux parler du kyste hématique de l'ovaire, dont la paroi s'était ulcérée ; je vous ai fait remarquer que nous avions trouvé un épanchement sanguin intra-péritonéal, et vous avez pu ainsi comprendre la formation de ces épanchements particuliers, dont on s'est beaucoup occupé depuis une dizaine d'années, et auxquels on a donné le nom d'hématocèles rétro-utérines.

Conservez le souvenir de ce fait; mais gardez-vous de croire qu'il soit la règle, et que toutes les hématocèles ont leur source dans un kyste hématique de l'ovaire.

Cette observation de Trousseau nous paraît d'autant plus intéressante, qu'elle nous montre achevé complétement un travail morbide que nous avons vu en voie d'accomplissement dans l'observation présentée par M. Anger. Comme le fait remarquer l'illustre professeur de l'Hôtel-Dieu, nous ne doutons pas que chez cette jeune fille de 18 ans, ce soit la fièvre typhoïde qui, par les troubles qu'elle produit dans l'économie, ait provoqué la rupture du kyste hématique.

Mais l'épanchement de sang dans le petit bassin ne provient pas toujours de cette source. Il peut aussi avoir une origine ovarienne ou tubaire (1). En 1858, M. Besnier a

(1) M. Poncet (de Lyon) pense que ces hématocèles sont le plus souvent d'origine tubaire. Thèse d'agrégation, p. 54.

présenté à la Société anatomique, une observation **avec** autopsie, dans laquelle ce fait était évident. Aussi croyons-nous utile et intéressant de reproduire cette observation. Nous en résumerons la première partie qui touche moins directement à notre sujet, mais nous reproduirons *in extenso* la description des lésions du petit bassin, ainsi que les réflexions qui suivent la relation de cette observation.

Tumeur sanguine développée dans le ligament large du côté droit chez une femme de 28 ans, qui n'avait jamais eu d'écoulement menstruel. — Deux ponctions, l'une à travers la paroi abdominale, l'autre par le vagin. = Mort. — Autopsie. — Observation par le Dr Besnier.

Anaïs **W...**, née à Anvers, modiste, âgée de 28 ans, entre le 14 octobre 1857 à l'hôpital Beaujon.

A aucune époque la malade n'a eu d'écoulement sanguin par la vulve.

A 24 ans elle commença à ressentir des douleurs violentes dans les reins et le bas-ventre reparaissant tous les mois pendant quatre ans.

Il y a deux ans elle constate l'existence d'une grosseur du volume d'un œuf, qui venait à certains moments faire saillie à la partie droite et inférieure de l'abdomen Cette tumeur était dure, peu douloureuse au toucher,

Au mois de juin fièvre typhoïde. Convalescence longue pendant laquelle se développe une hématocèle péri-utérine qui fut ponctionnée par Huguier le 3 décembre. Issue d'un litre de liquide chocolat. Mort le 4 janvier.

Autopsie. — L'intestin grêle à l'intérieur est sain. Les autres organes présentent des lésions plus ou moins accentuées. Mais nous les omettons à dessein, comme n'ayant aucun trait à notre sujet, ét nous allons exposer seulement les lésions constatées dans le petit bassin par M. Huguier.

(1) Bulletin de la Société anatomique, 1828, p. 286.

Dissection du petit bassin. On reconnait d'abord la trompe du côté gauche. Elle est flexueuse et dilatée dans toute sa longueur, à son extrémité utérine où elle se perd dans le tissu de la matrice, le volume égale celui d'une plume d'oie ; le pavillon qui est fermé forme avec le corps de la trompe une tumeur allongée qui est renflée en massue. La grosse extrémité de cette massue répond aux franges du pavillon. Le volume de la tumeur égale celui d'un œuf de pigeon. Cette masse offre une teinte gris ardoisé, qui fait soupçonner avant son ouverture qu'elle renferme du sang altéré.

Vers la portion libre et inférieure de la trompe qui correspond à l'ovaire se trouvent deux petits kystes du volume d'un poids contenant une substance liquide claire, transparente, incolore. L'extrémité externe de la tumeur formée par la trompe renferme une matière semi-fluide couleur chocolat, qui produisait la coloration mentionnée plus haut. La portion de la trompe dilatée, la plus rapprochée de l'utérus, ne renferme pas de liquide et sa coloration est intérieure et grisâtre. Il n'existe aucun orifice de communication entre la cavité de la trompe et la cavité utérine, et la pression ne pouvait faire refluer le liquide de ce côté.

L'ovaire gauche est plus volumineux qu'à l'état normal ; il est rouge et ramolli. L'une de ses cavités est dilatée, a le volume d'une noisette et contient un caillot sanguin.

Côté droit. — Toute la cavité pelvienne du côté droit, ainsi que l'intervalle situé entre le rectum et la matrice, sont remplis par une poche inégale, anfractueuse. Cette cavité en avant adhère à la partie postérieure de l'utérus, et à la partie correspondante du vagin ; en arrière elle adhère au rectum. La partie supérieure est amincie et présente plusieurs petits trous qui communiquent avec la cavité péritonéale. La face inférieure de la poche est gangrénée, et elle communique avec la partie latérale droite du vagin par une ouverture qui est celle du trocart. Le volume de la tumeur égale celui d'un poing.

L'utérus est sain et normal, adhérent à la vessie. L'ovaire droit et la trompe ne peuvent être constatés évidemment dans aucun point de la tumeur qui occupe la totalité des replis péritonéaux à partir du bord droit de l'utérus.

Réflexions. — L'autopsie a démontré l'existence des hémorrhagies ovariennes et tubaires, et l'accumulation du sang dans l'une et l'autre de ces deux parties. En effet, si les désordres produits ont rendu difficile et imparfait l'examen de la région dans laquelle siégeait la tumeur principale, on a pu voir du côté gauche où les désordres étaient moins prononcés, une tumeur sanguine de la trompe oblitérée à chacune de ses extrémités. et dans l'ovaire une cavité volumineuse contenant un caillot sanguin. Ce sont là certainement mais à un degré moins avancé les altérations qui ont dû avoir lieu [primitivement dans le côté droit, altération dont la plus grande ancienneté et la plus grande intensité sort accusées par cette tumeur du volume d'un œuf de pigeon que la malade elle-même avait constatée à la partie inférieure et droite de l'abdomen. Sous une influence quelconque, probablement par suite de l'altération du sang survenue pendant la fièvre typhoïde, une hémorrhagie plus considérable que les précédentes a eu lieu dans cette poche indolente jusqu'alors ; une rupture s'est produite et le kyste sanguin s'est transformé en une véritable hématocèle.

En résumé, il paraît hors de doute que la tumeur a été formée primitivement soit aux dépens de l'ovaire soit aux dépens de la trompe.

Nous n'avons presque rien à ajouter à ces réflexions. Comme cet auteur, nous pensons que c'est par suite de l'altération du sang que l'hémorrhagie s'est produite. Mais en outre, nous croyons que l'on doit attribuer une certaine influence à la congestion des ovaires. « L'ovaire gauche est plus volumineux qu'à l'état normal, rouge et ramolli. » Ne sont-ce pas là les caractères d'une congestion interne, peut-être même de l'inflammation ?

3° *Etat général des malades.* — Un des effets les plus constants de la fièvre typhoïde, c'est d'amener rapidement un amaigrissement considérable. Tandis qu'une température longtemps élevée exagère les déperditions de l'organisme, les fonctions de nutrition et d'absorption sont à peu près complétement arrêtées. Le malade ne mange pas et tous ses organes hémato-poiétiques sont le siége d'altérations plus ou moins marquées. Or, d'après Trousseau, la chlorose et l'anémie, doivent être considérées comme des causes d'hématocèle. Ne devrait-on pas y ajouter la convalescence des maladies graves et de longue durée ?

C'est pourquoi, nous croyons que les hématocèles qui surviennent dans la convalescence de la fièvre typhoïde, peuvent être considérées comme des *hématocèles cachectiques*. Et nous croyons en outre, que cet épanchement sanguin est dans ce cas sous la dépendance d'une altération hémorrhagipare bien constatée du sang des typhiques. Mais il faut tenir compte également de certaines lésions qui peuvent exister avant la fièvre typhoïde et dont celle-ci ne fait que précipiter l'évolution. Tels sont ces kystes hématiques dont les observations de M. Anger et de Trousseau, nous fournissent l'exemple.

Enfin, il faut croire aussi que les ovaires et les trompes sont parfois, dans ces circonstances, le siége d'une forte congestion qui les rend très-propres à devenir la source d'une hémorrhagie intra-pelvienne.

D'Après M. Bouchard dans le cours des maladies aiguës de longue durée, qui s'accompagnent d'un état adynamique plus ou moins prononcé, les hémorrhagies sont dues moins à une altération du sang ou des vaisseaux, qu'à des troubles vaso-moteurs, et à l'affaiblissement de la contractilité vasculaire (1).

Mais, nous le répétons, pour élucider ce point de l'histoire de l'hématocèle péri-utérine, il faudrait des autopsies plus nombreuses ; et les trois que nous citons sont les seules

____

(1) De la pathogénie des hémorrhagies. — Thèse d'agrégation.

Guyot.   3

que nous ayons pu recueillir. Ce sont également les trois uniques observations d'hématocèles, survenues dans le cours d'une fièvre typhoïde, que nous ayons trouvées publiées dans les journaux médicaux français.

Ne serait-il pas possible qu'un certain nombre de cas semblables aient été méconnus? C'est cette question que nous allons essayer de résoudre dans notre seconde partie.

C'est à dessein que nous omettons de parler du traitement de l'hématocèle péri-utérine survenant dans le cours de la fièvre typhoïde. Evidemment, ce serait ici la place de ce chapitre; mais, comme ce traitement ne présente rien de spécial, nous ne croyons pas devoir le faire rentrer dans notre cadre. Nous ferons remarquer seulement que, aussitôt développée, l'hématocèle domine la situation, et doit attirer toute l'attention du médecin.

DEUXIÈME PARTIE

Le fait que nous venons d'établir dans la première partie de notre thèse, c'est-à-dire une certaine relation de cause à effet entre la fièvre typhoïde et l'hématocèle péri-utérine, ne paraît, de prime abord, ne présenter qu'un fort minime intérêt, dû surtout à son extrême rareté.

En effet, la fièvre typhoïde est excessivement fréquente, et cependant nous n'avons pu présenter que sept observations de l'hématocèle. Sur ce nombre, il en est quatre qui nous sont personnelles, ou du moins qui sont inédites, et les trois autres, nous les avons recueillies dans le *Bulletin de la Société anatomique*, où se trouvent relatés les détails de l'autopsie, et dans les cliniques de Trousseau.

Mais ce qui donne surtout de l'importance à cette question, c'est qu'il est à croire qu'un certain nombre de ces hématocèles, qui se sont terminées par la guérison, ont dû être méconnues et prises pour des perforations intestinales,

Nous avons fait remarquer précédemment, combien chez nos malades, les symptômes du début de l'hématocèle ressemblaient à ceux de la péritonite avec ou sans perforation intestinale, et nous avons insisté sur ce fait que, sans un examen spécialement dirigé du côté des organes génitaux, la lésion eût fort bien pu échapper.

Il était donc tout naturel de penser que les médecins

qui, avant les travaux de Bernutz et de Nélaton avaient observé des faits semblables, les avaient rapportés à des perforations intestinales guéries.

D'ailleurs, en continuant nos recherches, nous avons pu voir que cette idée, que nous croyions nouvelle, avait déjà été émise en 1870 par Robert Barnes, mais sous forme de doute. Cet auteur, en dépouillant les observations d'hématocèles survenues dans le cours de fièvres graves (rougeole, scarlatine, variole, ictère malin), frappé de l'intensité des symptômes du début. s'exprime ainsi : « Si les symptômes « d'hémorrhagie intra-péritonéale, qui arrivent dans ces « cas, ont été quelquefois observés dans la fièvre typhoïde, « ils ont dû certainement être pris pour une perforation « intestinale. N'est-il pas possible qu'une pareille erreur « ait été commise (1) ? »

Ce doute, nous l'avons eu aussi ; et la question que se pose Robert Barnes, nous avons essayé de la résoudre, en recherchant tous les cas de guérison de perforation intestinale dans la fièvre typhoïde, publiés dans les auteurs. Sans doute plusieurs observations nous ont échappé, car le temps nous a manqué pour faire des recherches dans la littérature allemande. Mais néanmoins, en consultant les différentes publications françaises, le traité des maladies infectieuses de Griesinger, le traité des fièvres continues de Murchison, la lancette et le British médical, nous avons pu réunir quatorze observations publiées comme exemple de perforations intestinales guéries :

(1) Robert Barnes. Cases illustrating the clinical history and pathology of effusions of blood into the peritoneum with special reference to the so called retro-uterine hematocèle Saint-Thomas's Hospital reports, new series, vol. 1, 1870.

La première est l'observation 42 du traité de Chomel, page 418, édition 1834. Chomel, dans ce cas, n'ose pas affirmer la perforation ; mais nous citons, néanmoins, cette observation, parce qu'elle a été citée par quelques auteurs comme un exemple évident de perforation intestinale guérie.

La deuxième appartient à Castelnau, et se trouve publiée dans les *Archives de médecine* de 1843.

La troisième a été rapportée par Facen dans le *Memoriale della medicina contemporanea*, et reproduite dans la *Gazette médicale* de 1846.

La quatrième est une observation de Thirial (*Union médicale* de 1853). Cet auteur, dans ce cas, admet non pas une perforation intestinale, mais une péritonite simple. Cependant, nous citons cette observation parce que, sauf Thirial, tous ceux qui virent cette maláde diagnostiquèrent une perforation intestinale.

La cinquième a été publiée par Fox, dans le *British medical* du 8 juin 1861.

La sixième est une observation de Jenner, publiée dans la *Lancette* en 1869.

La septième est une observation de Thierfelder, rapportée dans la thèse inaugurale du docteur Morin. Paris, 1869.

La huitième appartient au docteur Morin. Elle fut recueillie à la Charité, de Lyon, en 1869.

Les six dernières sont rapportées par Murchison dans son *Traité des fièvres continues*.

Nous avons omis à dessein de cette liste un certain nombre d'observations, celles de Petit et Serres, de Petrequin, qui sont généralement contestées.

Sur ces quatorze observations, trois seulement sont relatives à des enfants du sexe masculin : celle de Morin, celle

de Jenner, et la 80ᵉ de Murchison ; toutes les autres sont
relatives à des femmes adultes âgées de 18 à 40 ans.

Mais nous n'avons pas vu qu'on ait publié un seul cas
de guérison chez l'homme; car nous ne considérons pas
comme tel le cas de cet homme de 26 ans, rapporté par
Griesinger, et chez qui la mort survint seize jours après le
début des accidents, du fait même de la perforation. De
même, nous croyons qu'il faut rejeter les deux cas relatés
par Buhl (cité par Morin, Thèse de Paris, 1869). La perforation était survenue chez deux hommes, mais tous les
deux moururent quoique après un laps de temps assez
long. Le premier mourut au bout de vingt jours d'hémorrhagie, produite par rupture d'une artère mésentérique.
Le second mourut au bout de cinq semaines, d'une rupture
du kyste stercoral dans le péritoine.

Cette exclusion à peu près complète du sexe masculin
dans cette série d'observation ne manque pas d'étonner
fortement, surtout si l'on songe que la perforation se rencontre plus fréquemment chez l'homme que chez la femme,
et, qu'en outre, la fièvre typhoïde est plus rare chez ces
dernières (Jaccoud).

Et si, avant d'accepter le titre de perforation, on étudie
avec attention l'évolution de la maladie dans ces observations, on voit, qu'à part celle de Jenner, aucune d'elles
n'est parfaitement probante. Aussi, Griesinger n'hésite-t-il
pas à dire que « tous les faits de prétendue guérison de
« perforation intestinale appartiennent à la catégorie des
« péritonites sans perforation. »

Sans être aussi exclusif que cet auteur qui écrivait ces
lignes, avant la publication de l'observation de Jenner,
nous dirons que, parmi les cas publiés de perforations
intestinales guéries, un seul (celui de Jenner) ne laisse

aucun doute, et que tous les autres peuvent se rapporter soit à des péritonites sans perforation, soit à des hématocèles péri-utérines méconnues.

Les observations de Thirial, de Thierfelder, de Facen et de Morin peuvent toutes incontestablement être considérées comme des exemples de péritonites simples sans perforation. Quant à celles de Murchison, elles sont toutes (excepté la 78ᵉ) tellement brèves et dépourvues de détail, qu'il est impossible de se convaincre à leur lecture, et que toutes, dit encore Griesinger, « laissent évidemment des doutes. »

Nous ne faisons que citer ces observations qui, au point de vue où nous nous plaçons, ne nous présentent aucun intérêt ; mais nous allons reproduire *in-extenso* les observations de Chomel, de Castelnau et de Fox, et la 78ᵉ de Murchison. On pourra, en les lisant, voir combien elles ressemblent aux nôtres, et se convaincre par-là même que, si dans ces cas, on ne peut rigoureusement pas affirmer l'hématocèle, l'on est en droit de supposer qu'un examen plus complet et mieux dirigé de ces malades l'eût peut-être fait découvrir.

Observation de Chomel (1).

Femme Voisin, 32 ans, domestique. Deux ans de séjour à Paris. Fièvre typhoïde normale au début et pendant son cours.

«Le vingt-neuvième jour, le pouls conserve un peu de fréquence, l'appétit devient très-fort, l'amélioration fait de rapides progrès.

(1) Leçons de clinique médicale par Chomel, recueillies par Genest. Observ. 42.

Le quarante-quatrième, la malade était à la demie depuis deux ou trois jours ; à une heure du matin elle a été réveillée par des coliques violentes et des vomissements qui depuis ont persisté continuellement. Au moment de la visite, la malade dont les traits sont fortement altérés pousse des cris très-forts ; la peau de tout le corps et surtout celle des mains est froide. Le pouls petit est à 84. L'abdomen est si douloureux à la pression, qu'on ne peut l'examiner, surtout du côté droit ; la malade vomit un liquide coloré par la bile. Au bout de quelques heures, les vomissements s'éloignent, la malade se réchauffe, et la douleur abdominale est beaucoup moins aiguë.

Le quarante-cinquième jour la malade est mieux, les traits bien qu'encore altérés, le sont moins qu'hier. Depuis le milieu de la nuit, il n'y a plus de vomissements, la douleur est encore assez vive par tout l'abdomen, et spécialement dans le côté droit pour qu'on ne puisse l'examiner par la pression ; il n'y a pas de rougeur locale ; le quarante-sixième jour la malade ne conserve presque plus de traces des accidents.

Le quarante-septième jour, hier dans la journée, la douleur du côté droit a pris tout à coup une grande acuité, insomnie cette nuit. Le pouls a repris de la fréquence, les traits sont un peu altérés ; ni selles, ni vomissements depuis deux jours. On trouve à droite une tumeur mate qu'on ne peut examiner à cause de la vive sensibilité.

Et un peu plus loin Chomel ajoute, se fondant surtout sur la guérison assez rapide : il est évident qu'il n'y a point eu de péritonite généralisée et par conséquent point de perforation quoique la malade en ait présenté tous les symptômes, la douleur soudaine et déchirante, les nausées, les vomissements, l'altération des traits, le refroidissement de la surface du corps, la faiblesse du pouls, etc.

Chomel dans ce cas a donc réservé son diagnostic ; mais Castelnau est venu après lui, et a cité cette observation, comme exemple de guérison de perforation intestinale.

Note sur un cas de perforation intestinale terminée par guérison. — M. de Castelnau, Archives générales de médecine, 1843. — Observation d'une fièvre typhoïde adynamique. — Symptômes de perforation intestinale vers le 10e ou 12e jour de la convalescence. — Guérison.

Marie Boucher, âgée de 28 ans, cultivatrice, d'une taille ordinaire, d'un embonpoint médiocre, entre à l'hôpital Baujon, salle Sainte-Monique, n° 311, service de M. Louis, le 17 mai 1842.

Parle difficilement et avec répugnance. Renseignements précis sur les antécédents difficiles à obtenir. Assure cependant avoir toujours été d'une bonne santé et n'être malade que depuis une dizaine de jours. L'examen complet des divers organes donne lieu aux résultats suivants :

18 janvier. Regard stupéfait, indifférence complète de la malade pour ce qui se passe autour d'elle. Prostration considérable. Facies décoloré, amaigri, ainsi que tout le reste du corps. Peau sèche, comme recouverte d'nne poussière impalpable. Pouls à 100; très-petit. L'ouïe est fine et la vue paraît bonne. Le thorax offre partout une sonorité normale, et une respiration vésiculaire sans mélange d'aucun râle. Cependant la respiration est difficile et fréquente (35 à 40 par minute). Langue polie comme une glace, humide, sans enduit ; soif vive, appétit nul. Ventre peu développé, d'une sonorité à peine plus que normale, douloureux à la pression, d'offrant de gargouillement dans aucun point. Taches rosées lenticulaires, nombreuses sur l'abdomen, rares sur le thorax. Sudamina nombreux sur toute la surface du corps. Il ne paraît pas y avoir eu de selles depuis hier.

Jusqu'au 10 février, la fièvre typhoïde suit un cours régulier ; aussi ne suivrons-nous pas la marche de la maladie jour par jour, comme le fait Castelnau, et ne la reprendrons-nous qu'au moment de sa convalescence.

Le 10. L'amélioration continue à faire des progrès ; la fièvre est en partie tombée. Pouls 90, léger potage et trois bouillons.

Le 11. L'état de la malade s'amendait de plus en plus, lorsque à six heures du soir, elle fut prise tout à coup des accidents suivants :

Dans tout l'abdomen, douleur très-vive qui prend son point de départ à droite et un peu au-dessous de l'ombilic, où elle reste plus forte que partout ailleurs. Abdomen médiocrement développé. Traits altérés, mais à un degré peu considérable. Pouls très-petit et très-fréquent. Sensibilité très-prononcée du froid. Point de frisson initial ni consécutif, quelques nausées. (Trente sangsues sur l'abdomen, et en raison d'une constipation qui dure depuis quatre jours, lavement de lin.)

Le 12. Ce matin la malade se trouve un peu mieux. Elle dit avoir éprouvé quelque soulagement à la suite du lavement qu'elle a rendu sans effort, mélangé d'une petite quantité de matières fécales. Les nausées ont persisté toute la nuit, et un vomissement a eu lieu. Le ventre est assez plat, mais toujours douloureux spontanèment et à la pression, autour, à droite et au-dessous de l'ombilic. Le facies est un peu altéré, la langue humide, de couleur à peu près naturelle, sans enduit. Peau médiocrement sèche ; pouls très-petit, à 160. (Limonade à la glace, potion gommeuse avec 0,06 cent. de morphine.)

Le soir, la peau est médiocrement chaude ; pouls à 120, un peu plus relevé. Nausées toute la journée, mais point de vomissements, Facies un peu plus calme, la douleur est supportable, excepté lorsque l'on presse sur l'abdomen ou que la malade exécute quelque mouvement.

Le 13. Le facies est presque normal ; abdomen plus aplati qu'hier, moins douloureux à la pression et presque pas spontanément. Langue humide, couverte de plusieurs petites taches blanchâtres, semblables au muguet. Pouls encore faible, mais moins que précédemment, 120 pulsations à la minute. Démangeaison dans tous les points de la peau. (Morphine 0,10 c.)

Le 14. Douleur abdominale presque nulle ; facies tout à fait naturel, sauf l'état d'amaigrissement dû à la fièvre typhoïde. Cependant, encore quelques nausées hier. Pouls à 120. Il n'y a pas eu de selles depuis le moment où l'on a donné le lavement émollient. Persistance des démangeaisons. (Morphine 0,05 c.)

Le 21. Rien de nouveau ne se manifeste jusqu'au 20, mais le pouls reste toujours petit et fréquent et ne varie qu'entre 112 et 120.

Le 16. On suspend la morphine.

Le 17. On donne un peu de bouillon. Hier on donne un potage qui est vomi quelques instants après avoir été pris.

Le 22. Selle naturelle, sans effort.

Le 23. Un vomissement de matières jaunâtres.

Le 24. Quelques nausées. Pouls petit, 132. Quelques douleurs légères se sont de nouveau manifestées dans l'abdomen; elles n'ont pas de siége déterminé.

Le 28. Pouls un peu plus fort et moins fréquent; il est aujourd'hui à 108. Le sommeil revient peu à peu. La malade a dormi cette nuit pendant 3 ou 4 heures. L'amaigrissement est considérable; plus de nausées.

A partir de ce jour, la convalescence fait des progrès marqués non interrompus, et la malade sort ayant repris un embonpoint normal, le 24 avril 1842.

Remarques : Il est impossible de contester le diagnostic perforation intestinale, si l'on a égard aux considérations suivantes :

1º La malade a offert tous les symptômes qui ont été observés dans les cas de perforation : douleur abdominale subite, augmentant par pression ; altérations des traits, fréquence et petitesse du pouls. Nausées et vomissements. Enfin, une sensibilité exagérée au froid.

2º Ces symptômes sont venus dans les circonstances où les perforations s'observent à beaucoup près le plus souvent, c'est-à-dire dans le courant d'une fièvre typhoïde.

3º On ne trouverait pas dans l'état actuel de nos connaissances, de maladie à laquelle on pourrait rapporter ces symptômes, avec autant de probabilité qu'on en a en les attribuant à une perforation.

Observation de Fox (1).

Mary Ann Wookey, âgée de 18 ans, admise à l'infirmerie avec une fièvre typhoïde bien caractérisée, le 11 octobre 1860. Au mois de novembre elle était en convalescence.

Le 8 novembre, elle ressentit une grande douleur le long du côlon ascendant. L'abdomen devint tympanique, sueurs profuses.

(1) Britisch medical, 8 juin 1861.

Cet état s'accompagne de constipation opiniâtre ; pouls à 132 jusqu'au 24 du mois. A cette époque, évacuation alvine abondante, et à partir de ce moment, la malade entre dans une période de convalescence interrompue par quelque recrudescence de péritonite. Le pouls, depuis le jour de l'amélioration, resta à 100. Le traitement consista en fomentation sur le ventre, opium, quelques stimulants.

Observation 78 du Traité des fièvres continues de Murchison.

Rose T.... 25 ans, admise le 10 novembre 1865, à Fever Hospital, pour fièvre typhoïde.

Le 18ᵉ jour, douleur violente dans l'abdomen qui est dur, ballonné, immobile. Prostration extrême. Traitement par l'opium.

Le 29ᵒ jour, un gonflement très-douloureux apparut dans la région iliaque droite. Jusqu'au 47ᵉ jour, on put noter une légère augmentation.

Alors apparurent de nouvelles douleurs de péritonite, qui durèrent quelques jours.

Le 73ᵉ jour, la malade *fit beaucoup de sang et de pus par l'anus.* La tumeur disparut, et la malade put quitter l'hôpital en janvier 1866.

A l'époque où Chomel et Castelnau publiaient ces lignes, l'hématocèle péri-utérine n'avait pas encore été décrite. Et l'on savait au contraire, que la perforation intestinale est une complication relativement fréquente de la fièvre typhoïde au moment de la convalescence.

Aussi n'est-il pas étonnant, qu'en présence des accidents de péritonite suraiguë survenus brusquement chez leurs malades, ces médecins aient songé à une perforation et non à un épanchement sanguin dans le petit bassin.

Il n'est pas sans intérêt cependant, de faire remarquer

que Chomel n'a fait qu'indiquer la perforation, pour la rejeter, et que Castelnau n'arrive à son diagnostic que par exclusion. Mais en revanche Fox, Murchison sont parfaitement affirmatifs.

Quant à nous, nous pensons que chez ces quatre malades il ne s'agissait point de perforation intestinale, mais bien d'hématocèle péri-utérine. Cette opinion est loin d'être absolue, nous en convenons, mais elle nous semble cependant, représenter la vérité.

C'est en comparant ces observations avec les nôtres que nous avons acquis cette conviction ; et il nous suffira pour établir la justesse de notre opinion, de rappeler en quelques mots les principaux points d'analogie.

1º *Observation de Chomel.* — La malade de Chomel est âgée de 32 ans; elle a eu une fièvre typhoïde régulière dans sa marche jusqu'à la convalescence. A cette époque, apparition brusque d'accidents de péritonite suraiguë, avec douleur abdominale violente dans tout le côté droit. Le lendemain, amélioration ; le surlendemain le pouls a repris de la fréquence, la douleur du côté droit a repris une grande acuité, et l'on constate à ce niveau « *une tumeur mate qu'on ne peut examiner à cause de la vive sensibilité.* »

Or, cette amélioration rapide, cette tumeur mate dans le côté droit de l'abdomen, *redevenant plus douloureuse le troisième jour*, ne sont pas les signes de la perforation intestinale, mais bien de l'hématocèle péri-utérine. Et si l'examen par le toucher vaginal eût été pratiqué, n'est-on pas en droit de penser qu'il eût donné les mêmes résultats que dans nos observations 1 et 2, puisque les autres symptômes étaient les mêmes ?

2º *Observation de Castelnau.* — Cette observation présente avec les nôtres des analogies moins frappantes que la
précédente. Mais cela tient surtout à ce que l'examen de
l'état du ventre chez la malade ne fut pas pratiqué, ou ne
le fut qu'incomplètement. Néanmoins, si l'on ne peut affirmer l'hématocèle péri-utérine, on peut à la simple lecture,
nier catégoriquement la perforation intestinale.

La malade de Castelnau est âgée de 28 ans; au trente-
cinquième jour de sa fièvre typhoïde, apparition soudaine
d'accidents péritonéaux. Douleur très-vive à droite et au-
dessous de l'ombilic ; vomissements fréquents ; évacuations
alvines provoquées par des lavements. Le ventre non météorisé est douloureux spontanément et à la pression; mais
jamais on ne nota de tumeurs. Il est possible que l'on n'ait
pas exploré le ventre par la palpation, car nulle part dans
cette observation, il n'est dit s'il était souple ou dur.
On dit seulement qu'il était aplati. En outre amélioration
rapide et guérison complète au bout de peu de temps.

C'est en présence de cette douleur limitée, de l'absence
de météorisme, de la guérison si prompte, et si simple, que
nous n'hésitons pas à nier la perforation intestinale, et que
nous préférons admettre qu'il s'agissait là d'une hématocèle péri-utérine méconnue à cause de l'examen insuffi-
sant.

3º *Observation de Fox.*— Cette observation manque de
détails suffisants. Mais on peut affirmer néanmoins que le
fait relaté par l'auteur ressemble beaucoup plus à une hématocèle péri-utérine qu'à une perforation intestinale.
C'est une malade âgée de 18 ans, qui au 8 novembre, au
moment de sa convalescence, ressentit une violente douleur

dans le côté droit de l'abdomen. Constipation opiniâtre, quinze jours plus tard elle entre dans une période de convalescence qui est interrompue par intervalle, par quelques accidents de péritonite. Cette marche n'est-elle pas celle qu'aurait suivi une hématocèle ?

Lorsqu'on lit tout au long la communication de Fox, on ne peut se défendre de ce doute. Cet auteur présentait cinq observations de perforations intestinales, quatre chez des hommes, une chez cette jeune fille de 18 ans. Les quatre hommes sont morts, et la jeune fille a guéri rapidement.

4° *Observation* 78 *de Murchison.* — Dans cette observation, il s'agit d'une jeune fille de 25 ans. Au dix-huitième jour de la fièvre typhoïde, accidents de péritonite aiguë. Le vingt-neuvième jour, apparition d'un gonflement douloureux dans la région iliaque droite augmentant pendant dix-huit jours. Le soixante-treizième jour de la maladie après de nouvelles douleurs de péritonite, évacuation de sang et de pus par l'anus.

Malgré la brièveté de cette observation, le mode de début, l'apparition de cette tumeur qui augmente dans la région iliaque, et enfin cette évacuation de sang et de pus par l'anus, nous paraissent des caractères suffisants pour établir qu'il s'agissait là d'une hématocèle péri-utérine survenue dans le cours d'une fièvre typhoïde.

Cette issue par le rectum de pus et de sang pourrait faire songer à un pelvi-péritonite terminée par suppuration. Mais nous pensons que l'on doit également éliminer cette affection si l'on considère le début brusque de l'accident, la prostration extrême et la douleur intense qui en signalèrent l'apparition, et enfin l'augmentation progressive de

la tumeur : signes qui appartiennent surtout à l'hématocèle.

On nous excusera de n'avoir pas accepté le diagnostic
de médecin tels que Chomel, Castelnau, Fox et Murchison, etc., et d'avoir interprété d'une façon différente les
symptômes qu'ils ont observés chez leurs malades. En don-
nant cette interprétation nouvelle, nous croyons être dans
le vrai, et en publiant *in extenso* ces observations, comme
nous l'avons fait, nous pensons nous être mis à l'abri de
tout reproche.

CONCLUSIONS.

Nous nous sommes efforcé, dans ce travail, de laisser de
côté tout ce qui touche à l'histoire de l'hématocèle péri-
utérine en général. Et nous n'avons pas eu d'autre inten-
tion que de livrer à la publicité quelques faits bien établis
dont la connaissance nous paraît présenter un intérêt réel.

Les conclusions que nous croyons pouvoir légitimement
en déduire sont les suivantes :

1° Chez les femmes de 20 à 40 ans atteintes de fièvres typhoïdes graves, on peut s'attendre à voir survenir, à partir
de la troisième semaine, soit au début de la convalescence,
des hématocèles péri-utérines.

2° Dans de telles circonstances, l'hématocèle se présente
avec le cortége des symptômes de la perforation intestinale. Et une erreur de diagnostic et de pronostic pourra se
produire, si l'on néglige l'examen de l'appareil génital.

3° Ces faits ne sont pas fréquents, mais il en existe d'an-
térieurs aux nôtres, publiés sous le titre de cas de guérison de perforation intestinale.